小麦は「毒」？

―小麦のグルテンがあなたの健康をむしばんでいる―

ヒース・イーストン　トンプソン真理子　著

The information provided in this book is for educational and entertainment purposes only. The author is not a physician and this is not to be taken as medical advice or a recommendation to stop taking medications. The information provided in this book is based on the author's experiences and interpretations of the past and current research available. You should consult your physician to insure the daily habits and principles in this book are appropriate for your individual circumstances. If you have any health issues or pre- existing conditions, please consult your doctor before implementing any of the information you have learned in this book. Results will vary from individual to individual. This book is for informational purposes only and the author does not accept any responsibilities for any liabilities or damages, real or perceived, resulting from the use of this information.

This book is intended as a reference volume only, not as a medical manual. The information given here is designed to help you make informed decisions about your health. It is not intended as a substitute for any treatment that may have been prescribed by your doctor. If you suspect that you have a medical problem, we urge you to seek competent medical help.

Mention of specific companies, organizations, or authorities in this book does not imply endorsement by the author or publisher, nor does mention of specific companies, organizations, or authorities imply that they endorse this book, its author, or the publisher.

はじめに

近年、アメリカではこれまでの人類史上に例を見ないほどの肥満、糖尿病、心臓病、その他の慢性疾患に悩まされている人が増え続けています。もうそれは、国の存亡の危機、と言ってもいいほど・・・。これは一体なぜでしょうか？

80年代後半、当時の認識は、人々が太る理由は”高脂肪”にあるとしました。ですから、出来るだけ肉などは食べずに”低脂肪”にして、その代わりに”健康的な”全粒粉パンを食べましょう！というキャンペーンが国を挙げて盛大に行われました。それが、皮肉なことに、ちょうど時を同じくしてその頃から、肥満者、糖尿病者が急激に右肩上がりで増え続けているのです。これは単なる偶然とは思えません。

アメリカ人は、怠け者だからだ、という人もいます。しかし、本当にそうでしょうか。一部の実際にそういう人たちを除き、大半の善良な人は、低脂肪な食事を心がけ、”体にいい”全粒粉パンを毎日食べ、日々適度な運動もがんばってこなしています。それでも、体重の増加が恐ろしいほど・・・止まらない。

もしあなたが、スーパーで太りすぎで動けないために、電動車いすで買い物している人を見かけたら（実際アメリカではよく見る光景です）――。それは、彼女がひどい怠け者で運動をしようともしないから、一日中テレビの前でポテトチップスばっかり食べているから、とかではなく、それは基本的に彼女のせいではない、問題はもっと本質的なところにあるようなのです。

数値を見ても、１９６０年には成人アメリカ人の１５％が肥満だったのに対して、２０３０年には何と国民の半数が肥満、２０５０年には３人に１人が糖尿病になることが予想されています[1][2]。世界中での糖尿病による死は、２００５年から２０３０年までの間に倍になるとも推定されています[3]。最先端を誇る生物学や栄養学の研究がなされ、個人・国家レベル両方で健康とフィットネスへの関心が高まっているにも関わらず、平均的欧米人の健康の展望はこのように薄暗いのです。

これはアメリカの例ですが、日本もそのすぐ後を追っているのは事実ですから、我々はそこから自分たちの将来、または今現在の教訓として学ぶことが出来ます。

では、一体ここで何がおかしいのでしょうか？　彼らが最大限に努力しているにも関わらず、事態はなぜ悪化の一途をたどっていっているのでしょう？

その答えに、あなたは驚くかもしれません。

先進国ではグルテン、具体的には小麦が、深いところで徐々に徐々に、国民の健康を脅かしていっているのです。小麦やグルテン食品は、今や我々の食生活にその特権的な地位を得て人々に楽しまれているものですが、医師や研究者による最近の発見では、ヒトの体において小麦のマイナス効果を逃れ得る場所はたった一つの細胞さえもない、ということが分かってきています。

グルテンや小麦の消費は、さまざまな健康疾患と関連があり、それらが体のあらゆる器官に影響を及ぼしています。それらは明らかに分かっているものから、今まで食事とは関連がないと思われてきたような症状にまで多岐に渡っているのです。

恐ろしいのは、小麦が過去６０年の間に、劇的な生化学的変化を遂げてきたにもかかわらず、安全テストを一度もされることなくきたことです。今日、小麦はすっかり私たちの日々の生活の一部になりました。西洋の食卓では、小麦に匹敵するぐらい広く行き渡っている食品はそう見当たりません。世界中のあらゆる料理や文化において、小麦は変幻自在にその形状やサイズを変えながら、いたるところで消費されています。

これは憂鬱なことですが、考えたら逆に希望を持てることでもあります。健康へに脅威となっているこの危険な小麦は、私たちの日々の生活に深く織り込まれていますが、ひとたびそれを取り除けば、大きな恩恵をもたらすことが期待できるからです。

ですから、私たちがどうやって健康を取り戻していったらいいのか、ちょっと掘り下げてみていきましょう。そこでは、小麦というものの内側には何があるのか、そして小麦が過去５０年間にどのような驚きの変貌を遂げてきたのかについて、皆さんと学んでいきます。また、さまざまな病気や不調において小麦やグルテンが主犯であるという証拠を示す、新たに分かってきた研究結果をお見せします。そうすれば、あなたの健康がどこでどう浸食されてきたのかについて分かってくるでしょう。また一番大切なこととして、今日からあなたの健康を改善していくのにこれらの知識をどう使っていけばよいのか、具体的な行動計画とともに話し合っていきましょう。

小麦の中身は？

穀物に入っている第一のたんぱく質はグルテンです。それはその食品を形作っている材料であり、それがあるから私たちはイースト菌を入れてパンを膨らましたり、ふんわりとした柔らかいパンを作ったりできます。　その一方、グルテンは消化器官に問題を起こしやすく、体の他の部分にも悪い連鎖反応を引き起こします――その害悪は、今日のセリアック病やグルテン過敏症などのように徐々に知られるようになってきているところですが。

グルテンが多くの穀物に存在することは覚えていてほしいことですが、その中でも小麦は他の穀物消費を抑えてはるかに広く普及していることから、別格にすべき穀物です。実際小麦は、最も一般的に消費されているというのに、他に類を見ないような悪い性質を持っています。

一つは、血糖値への影響です。小麦は低脂肪で多くの複合糖質とタンパク質を含みますが、その脂肪や糖質、たんぱく質はどれも同じというわけではなく、牛乳には糖質として乳糖（ラクトース）が、たんぱく質にはカゼインがあるように、小麦の主な糖質はアミロペクチンであり、主なたんぱく質はグルテンです。

アミロペクチンは「複合糖質」というその名の通り、分解されるのに時間がかかり、ゆっくりと消化されることから血糖値の急激な上昇を抑えるので、健康な食生活には積極的に取り入れられるべきものとされています。

このアミロペクチンは、豆からバナナ、小麦に至るまで実にいろいろな食べ物に入っています。そしてそれらはどのぐらいの速さで消化・分解されるかによって分類されています。例えば、豆に入っているアミロペクチンＣはゆっくりと分解されますし、ジャガイモに入っているアミロペクチンＢは複合糖質の中でも平均的な速度で消化されます。

この中で、小麦に入っているアミロペクチンＡというタイプは最も速く吸収される糖質で、そのユニークな構造ゆえに、胃に到達するやいなや大部分はすぐに分解され、それが血糖値を急激に押し上げます。

血糖値への影響を０から１００までで表す血糖インデックス（Glycemic Index, ＧＩとも言う）という指標がありますが、このうち例えば１００はブドウ糖を摂った時、０は血糖値への影響が全くないことを意味します。この血糖インデックスは、同じ糖質でも種類によって変わってきます。オレンジジュースやアイスクリーム、ポテトチップスが５

０台なのに対して、精白パンは７０台ですから、それは実際グラニュー糖（ＧＩ：６８）よりも大きいということです[4]。

ということは、つまり小麦食品が最も高血糖スパイク（血糖値の急激な上がり下がり、グルコース・スパイクとも言う）を引き起こすということを意味します。そしてこの高血糖スパイクはご存じの通り、体に多くの悪い影響をもたらします。実際、サンドウィッチなどになっている“健康的な”複合糖質５０ｇを含む全粒粉パン２枚は、普通の炭酸飲料を飲んだりスニッカーズ・バー（チョコレートのお菓子）を食べた時と同じぐらいの衝撃を血糖値に与えます。

高血糖になるもう一つの悪いことと言えば、またすぐにお腹が空いたと感じる、満腹感の持続時間の減少があげられます。恐ろしいシュガー・クラッシュ（血糖値の乱降下）は小麦を食べる際には避けがたいことです。というのも、このお腹もちのいい糖質タイプは例え少量でも、一旦アミロペクチンが細胞に吸収されて脂肪に変換されると、血糖値の急激な低下を埋め合わせることが出来ないからです。シュガークラッシュの後に来る低血糖で、人は動きが鈍くなったり、イライラしたり、めまいを起こしたり、頭がぼんやりと混乱した状態になったりします。

このように、小麦の血糖へのスパイク効果と、グルテンのような問題の多いたんぱく質が体の健康を壊していく二大理由になります。全粒粉が健康的な食品と讃えられ、依然「栄養ピラミッド」の底辺を構成している一方で、真実は、健康食品の仮面を被った有害な“ジャンクフード”である、ということです。

現代小麦

小麦について話し始める前に、小麦というものがどういうものかをここでしっかりと把握しておきましょう。今日の小麦は、６０年前のそれとは根本的に違うものであり、有史以前の祖先の品種とも違っています。小麦は、ヒトが地面を耕して農業というものを行った最初の植物のひとつであり、それによって都市や文明の基盤が形成されるに至りました。ヒトが農業に慣れてくるにしたがって、エインコーンやエマー小麦のような、より丈夫で収穫量の多い穀物の品種を作れるようになりました。が、それらでさえ２０世紀まで何千年もの間、今日ほど大きな変化はなかったのです。小麦やパンは、古代の食卓にはなくてはならない存在であり、長い歴史を通じて最も一般的で豊富な食べ物でした。

それほど大昔から多くの人が小麦を食べてきたというのに、今日の小麦の一体何が問題なのでしょうか？

それにはまず、小麦の歴史から見ていく必要があります。
では、そのツアーにご案内しましょう。

すべての小麦の祖先にあたるヒトツブコムギ（Einkorn)は紀元前3300年ごろ、元々野生だったものが人の手によって栽培され、ヨーロッパで人気の穀物になりました。ヒトツブコムギは小麦の中でも最も単純な遺伝子情報を持ち、染色体はたった14本です。

初めてヒトツブコムギが栽培されて間もなく、フタツブコムギ（Emmer)という小麦の品種が中東に現れました。これの染色体はもうちょっと複雑で、倍の28本です。聖書の時代になる前のどこかで、染色体28本のフタツブコムギは野生種のタルホコムギと自然交配し、染色体４２本の原初パンコムギとなりました。これが現代コムギに遺伝的に最も近い品種です。

その後の何世紀もの間、パンコムギには変化はほとんどありません。

それが、１９６０年代、世界的な人口爆発と食糧危機が深刻な問題となるにつれ、ロックフェラー財団出資のもと、『世界的飢餓の削減』という立派な目標を掲げて、国際トウモロコシ・コムギ改良センター（IMWIC）で小麦の生産性をあげるための品種改良プログラムが開始されました。ここでは日本の農林10号という種の小麦が元に使われました。現在世界中に供給されている意図的に品種改良された小麦は、その大半がIMWICで開発されたこの品種の子孫です。

IMWICで研究していた遺伝子学者、ノーマン・ボーローグ博士は、そこで驚くほど高い生産性（従来の１０倍の収穫量）の倭性小麦（高さがわずかに60cm、大人のひざ丈ぐらい）の開発を成功させます。この小麦の交配品種によって、ボーローグ博士は農業界で『グリーン革命の父』と呼ばれ、１９７０年にはノーベル平和賞を授与されました。

現在では、膨大な生産量を実現するため、世界中の小麦品種はほぼ全部倭性小麦に置き換えられ、倭性小麦と半倭性小麦を合わせると、世界中の全小麦の９９％をしめているということです。　逆に言えば、昔の小麦は、もう普通の市場ではどこを探しても見つけるのが難しいということです。そして実際、現代小麦と一昔前の小麦では、ゲノム的には人間とゴリラほども似通っていません。

例えば、複雑な生物と違って、コムギはその先祖からの遺伝子の合計をそのまま持つ性質があります。この添加の蓄積は、現代小麦が124,000もの遺伝子を持っているということを意味します[5]。（人間のゲノムの数が20,000であることと比べてみて下さい）さらに、その交配された小麦の中に含まれるたんぱく質のうちの５％さえ、どちらの親小麦にも見つからないのです[6]。これは、交配小麦の構成はその親種から予測できるという考えを根本から覆すものです。

彼が生み出した高生産性の小麦品種は、確かに世界の飢餓を救いました。しかし、彼は讃えられた功績の陰で、一つ大きな罪を犯しました。

小麦は、遺伝子組み換え作物ではありません。言葉の上では、それは確かにそうです。しかし、遺伝子組み換え、という『最先端技術』が入ってくる前の、もっと雑で、偶然的で、はるかに”悪質な”遺伝子操作が何千回、何万回とされていて、遺伝子構造が大幅に変えられたのにもかかわらず、生み出された新しい品種には動物実験も人体への安全確認のテストも行われませんでした。その理由は、小麦と小麦をいくら掛けあわせても、その子供は基本的に”小麦”であることに変わりはないじゃないか、という当時の楽観的考えからです。

こうして、その遺伝子にガンマ光線を当てて突然変異をさせたり、多重乗り換え、戻し交配、胚の救出、その他ありとあらゆる交配や品種改良（実際は「改悪」だったのですが）が行われました。こうして出来上がったのが、“凶悪な”性質を持つ現在の小麦です。

それがどのように凶悪なのかは、これから順を追ってみていきましょう。

大量消費

小麦は、その激しく変質させられる以前から、世界で最も広く食べられている食品の一つでしたが、より育てやすい品種がつくられ、高い収穫量を上げられるようになると、小麦は歴史上かつてないほど大規模に生産・消費されるようになりました。小麦は今や、朝食、昼食、夕食、そしてデザートやおやつにまで多用されています。便利で美味しい食べ物は何かと言われたら、私たちはクロワッサンやドーナッツ、クラッカー、プレッツェルのような、やはり小麦から出来たものを思い浮かべるでしょう。今やサラダ・

ドレッシング、ソーセージ、キャンディや口紅のようなものでさえも、小麦やグルテンを含んでいるのです。

グルテンとは小麦の中のたんぱく質で、現代小麦には古代小麦より量も多く、種類も多く入っています。それらが作り出す柔軟性のおかげで、私たちは伸ばしてピザ生地を作ったり捻じ曲げてペストリーにしたり出来るのですが、それに対して古代小麦のグルテンは量も種類もずっと少ないため、もし仮にあなたがその生地でクロワッサンを作ろうとしたなら、おそらくボロボロに崩れてひどい出来になってしまったでしょう。

グルテンは、小麦が引き起こす健康問題の原因の主犯格であり、小麦に端を発する疾患の多くが、古代小麦よりはこの突然変異して出来た現代小麦によって起きています。その点エマーやエインコーン、その他の古代小麦も一応グルテンは含んでいますし、とても似通った糖質構造を持ちますが、それでも現代小麦よりも少ない量と種類ゆえに、グルテンアレルギーだったりグルテン過敏症の人は古代小麦を食べても現代小麦ほどは問題が起きないようです。まあ古代でも現代でも、小麦は概して体に良くはありませんが、現代小麦の方が、分かっているのも分かっていないのも含めるとずっと多くの遺伝子変異が見られ、それがヒトの体をむしばんでいくのです。

小麦と腸

小麦がもたらす数ある悪影響の中でも、突出して知られているのは、腸への影響でしょう——それらは、セリアック病、グルテン過敏症、そして小麦アレルギーです。

セリアック病は医学界でもやっと広く認知されるようになり、一般的な知名度も上がってきました。そのおかげで幸いに命をとりとめることが出来た人も増えてきたはずです。というものも、グルテン不耐症や過敏症は軽度の消化不良から、気づかないで放置された場合、重度を増して腸の摘出手術や死にさえもつながることがあるからです。

セリアック病は、腸の自己免疫疾患に分類されます。腸では、グルテンの中の特定のたんぱく質が（主にグリアジンですが）酵素を作り出すきっかけとなります。そうすると体はその酵素を外からの侵入者とみなして、グルテンやその酵素とともに、自身の腸の組織自体を攻撃します。体内のグルテンや腸への攻撃が続いていくうちに、腸はやがて炎症を起こし、きちんと機能することが出来なくなります。

腸管の内側を覆っている絨毛（じゅうもう）というものは、栄養を吸収する役目を持っています。一番最初にダメージを受けるのがこの絨毛で、グルテンや他の小麦タンパク質が腸壁から漏れ出して（腸に穴が開いた状態であるリーキーガット）血流へと流れ込んでしまう一方で、絨毛も体の免疫応答によって破壊され、そのために栄養がだんだんと吸収できなくなります。体は、腸内のバクテリア、未消化の食べ物分子や小麦タンパク質に対してと同じく、抗体によって腸壁そのものに対しても反応してしまうからです。もしそのまま何も診断されることなく症状が進行すると、体の免疫反応は小腸全体を破壊し、血流のあちこちでこの有害なたんぱく質と抗体が衝突を繰り返すために、体の他の各部分にまで影響を及ぼすことになります。

腸は、体において非常に大きい、大切な器官です。そこで、セリアック病の人にこの腸への損傷が起こると、下痢や腹痛、体重減少や成長期の子供に見られる生長不全など、セリアック病に最も一般的な症状が見られるようになります。体重減少は、普通食べたものがきちんと吸収されないために起こりますが、症状があまりに辛いために食べるのを控えるから、というのもあるでしょう。

それでも小麦を継続して取り続けていると、腸がさらに傷つき、痛みを伴う潰瘍や腸の狭窄へとつながっていきます。食事内容がたとえ日によって変わったとしても、痛み、ガスによる腹部膨満感、便秘、下痢などが引き続き起こることもあります。

これらの症状は、セリアック病の他に引き起こす影響と比べればまだましな方です。セリアック病、グルテン過敏症や小麦アレルギーは直接的な症状だけでなく、他の多くの疾患と関連があることが分かっており、さまざまな病気への危険性を高めてしまいます。一般的に関係があると言われているのはＩ型糖尿病、または小児糖尿病です。Ｉ型糖尿病の人は、その後の人生でセリアック病になる可能性が最高 20 倍にまで高まります。血液をろ過してくれる器官である肝臓がグルテンやその抗体から攻撃されてダメージを受けるために、そうなってしまうのです。一般的に、グルテン不耐症の患者の中には肝臓の損傷が見られ、どんな程度の不耐症の人でも、ガンへのリスクが高まります[7]。

セリアック病に関連した症状のリストには、あ然としてしまいますが、これらのものがあります—

— ハンチントン病

— 非ホジキンリンパ腫

— 甲状腺機能低下症

— 紅斑性狼瘡（ループス）

— 白斑

— ナルコレプシー（発作性睡眠）

— 総合失調症

— 自閉症

— うつ

— ポルフィリン症

— 不妊症

— Ⅰ型糖尿病

— 多発硬化症

— 関節リウマチ

セリアック病ではないが・・

グルテンフリー生活によって自身の健康が改善したと数えきれないほどの人が証言しているのを別にしたとしても、多くの研究で非セリアック性のグルテン過敏症が存在することが報告されています(8)。

セリアック病は、自身の免疫システムが体の組織自体を攻撃し、腸を損傷したり穴だらけにしてしまう自己免疫疾患ですが、グルテン過敏症では、その攻撃の対象は食事で摂った内容物に対してだけ行われます。それゆえ、腸へのダメージはセリアック病ほど長くは続かず、程度も強くないかもしれませんが、それでも多くの似たような症状がみられ、同じ病原体（グルテン）によって引き起こされます。

グルテン過敏症からくる症状の多くは、痛みを伴わず、表立って気づくようなものではないことも多いこと、たとえ腸が損傷を受けていても、自覚症状がないこともあるということは、覚えておくべきです。明らかな症状がなくても、小麦は血流に入り込み、あらゆる種類の破壊を起こしえるのです。

さらに心配なことには、通常の臨床検査ではグルテン過敏症だと分からないことがあります。１型糖尿病の子供たちを対象にした最近の研究では、そのうちのかなりの数がセリアック病でもあるということが分かりました。これらの子供らのうち、何人かはセリアック病の抗体検査で実際に陽性でしたが、大半はセリアック病かどうかを調べる一般的な血液検査と腸の生体組織検査の両方ともで、陰性の結果を示しました[9]。そこで、医師は彼らの症状にグルテンの影響はないとしました。

しかし、研究者たちはそんな子供らが、後にセリアック病も発病するのではないかと疑っています。これが教えてくれることは、腸へのダメージは症状にこそ現れなくても、自己免疫疾患につながることもあるのだということです。特に血液検査が陰性であれば、医者はグルテンの影響を疑いさえしませんが、自己免疫疾患は他の問題へと確実に移行していきます。

さあ、あなたは自分の健康で「賭け」をする余裕がありますか？　また医学界の一般的見解が最先端の研究に追いつくまで待っていられる余裕がありますか？　自分自身がグルテンに過敏かどうかを調べるのに、体の健康を何か犠牲にしまってもよいでしょうか。すべての人は、多かれ少なかれグルテンには弱いと思いますが、そうかどうかを試す一番良い方法は、３０日間グルテンの入った食品を絶ってみることです。

小麦と肥満

肥満は、西洋諸国では今や死因の最も大きな間接的原因となっています。アメリカや他のほとんどの国でも、心臓病や梗塞、糖尿病など肥満関連の病気がガンを押さえて主な死因となっています。肥満は、関節疾患から梗塞まで数えきれないほどの不調や病気とつながっており、知能の低下との関連性さえあると言われています。

アメリカでは栄養学的常識として、牛乳や動物脂のような脂肪が体の脂肪の元になる、ということが広く信じられてきました。脂肪を食べると脂肪になる、というのは確かに分かりやすく、それゆえに信じられやすい構図ですが、実際はそんなに単純なものではありません。すべての脂肪が同じように作られるわけではないし、動物性脂肪は実は人が食べる最も健康的な脂肪だということが最近分かってきています。実際、脂肪を避けて糖質を食べる方が、体脂肪は逆に増えてしまいます。

お気に入りの食品に低脂肪(Low-fat)とか無脂肪(Non-fat)、と大きく書いてあると、罪悪感なしで食べられるので、うれしく思うかもしれません。しかし本当のところは、低脂肪と広告しているような食品は、往々にしてその不足分を砂糖で補っているか、クラッカーやベーグルのようにただそれが糖質で出来ているだけのことです。ともあれ、穀物が栄養ピラミッドの底辺を構成しているうちは、穀物は一日の食事の80%かそれ以上のカロリーを占める糖質を含んだ、最も消費される食べ物であり続けるでしょう。そして実はこの穀物の量が、体脂肪の蓄積に大きく関係しているのです。

私たちが知っての通り、小麦は砂糖よりも大きな高血糖スパイク（血糖値の上がり下がり）を引き起こし、それがすい臓からインスリンの放出を促します。インスリンは、体細胞の主な燃料であるブドウ糖を受け入れるよう体細胞にシグナルを送ります。ただし糖が余っている場合、インスリンの仕事はそれらを脂肪に変えて体内に貯蔵することです。

これは腿やお尻、腕の周りの皮下脂肪になったりしますが、常に高血糖スパイクがあると、理由はまだ分かっていませんが、体の中心部の内臓周りに脂肪として蓄えられ、それが結果としてビール腹とか、今よく言われる小麦腹とかいうものになっていきます。

それでもほとんどの人はその脂肪を、いつも持ち運ばなくてはならないちょっと余分なお肉のクッションぐらいに考えていて、この内臓脂肪が体内のあちこちでホルモン変化（エストロゲンなど）や炎症を起こしたりしていることに気づいていないでしょう。

皮下脂肪はエネルギーの貯蔵庫として、その悪影響もまだ知れている方ですが、腹部の内臓脂肪は体にさまざまな害をもたらします。糖尿病とウエストサイズの増加の相関性が研究されてきましたが、肥満患者のウエストがサイズダウンすると、II型糖尿病の症状の多くも軽くなるか消滅するということが分かっています。

この関連性は、長期にわたる高血糖が内臓脂肪をさらに増やしながら糖尿病につながっていく、ということを示唆します。逆に糖尿病患者が内臓脂肪を減らした場合にしばしば症状が良くなることがあり、それは内臓脂肪自体が糖尿病を悪化させているということを示しています。内臓脂肪が多く蓄積されると、炎症反応で体細胞がインスリンに反応しにくくなり、すい臓はさらに多くのインスリンを出さなくてはならなくなります。するとすい臓に負担がかかり、より多くのインスリンはさらなる内臓脂肪を生み出し、II型糖尿病に発展する可能性がますます高まってくるのです。

内臓脂肪とは不思議なもので、体をその自然なリズムから逸脱させるようなホルモンをいろいろと作り出します。内臓脂肪がまだ少量なら、満腹ホルモンであるレプチンや、インスリンとエネルギーレベルを統制してくれるアディポネクチンを作り出してくれます。これらは適切な食生活を維持していくのに大切なホルモンですが、大量の内臓脂肪はこれらのホルモンをも出なくしてしまいます。その結果、内臓脂肪がさらに増えるという結果をもたらします。

もしあなたが男性なら、小麦はお腹をぽっこりさせてしまうだけでなく、はずかしい乳房のような胸も発達させてしまいます。内臓脂肪はエストロゲン(女性ホルモン) も作り出すからです。女性は余分なエストロゲンにもまだなんとか対処出来るのですが、男性においては、ホルモンバランスがめちゃくちゃになってしまいやすいのです。その上過剰なエストロゲンは、男性に乳房の形成をもたらすだけでなく、心臓病や前立腺がんのリスクを高め、体脂肪もさらに増やします。このように、いったん過剰な内臓脂肪が生じると、インスリン耐性の上昇から満腹ホルモンの減少、体重増加ホルモンの増加まで，一連の連鎖反応を起こしてしまいます。これはまさに悪循環ですが、これも最大の犯人―小麦のような糖質食品―を食事から除去することによって、その進行を遅くしたり、逆に好転させたりすることが出来ます。

小麦と糖尿病

何度も言うようですが、小麦はコーラやキャンディ、グラニュー糖と同じぐらいかそれ以上に血糖値を上げます。糖尿病は、この３０年間で１５～２０％増加し、アメリカ人の半数近くが糖尿病か糖尿病予備軍になる勢いで今も増え続けています[10]。それには、小麦が日々の食生活の中心にでんと腰を据えていること、その一方で肉やバターのような脂肪食品が嫌われ、その分中身のない糖質食品に置き換えられていることが関係しているでしょう。人々は炭酸飲料やキャンディのようなジャンクフードの過剰摂取や運動不足がⅡ型糖尿病の原因になるとは知っていますが、小麦や全粒小麦さえもが、糖尿病を発症させたりその症状を悪化させたりすることにあまり気づいていません。

糖尿病を発症する過程は理論では簡単ですが、そこに至るまでや発病後の道のりは、意外に複雑です。血糖値が上がると、すい臓にある程度の負担がまずかかります。すい臓は多量のインスリンを作るだけでなく、「ベータ細胞」という〝インスリン分泌細胞〟の量も増やさないといけなくなります。血糖値が急激に上がる問題点は、過剰なブドウ糖がこのベータ細胞を傷つけることにあります。ブドウ糖によって出来た中性脂肪がベータ細胞を傷つけると同時に、すい臓も、血中の糖のレベルに追いつくぐらいのインスリン量をだんだん作り出せなくなってきます。そしてすい臓がついに血糖をどうにも処理出来なくなった時、我々は糖尿病と診断されます。

さらに大量の内臓脂肪が悪さをします。それは炎症という形で筋肉や肝細胞のインスリン耐性を増し、そのせいで体はさらに多くのインスリンを作らなくてはいけなくなり、血糖処理の効率もますます落ちていきます。

このように、糖尿病は小麦のような糖質の高い食品を繰り返し消費することで発病し、内臓脂肪がそれをさらに悪化させていくということが分かります。このたちの悪い慢性病のせいで、平均寿命が８年短くなってしまうだけでなく、これから生きていく先で何十万、何百万円もの余計な医療費が私たちにのしかかってくることにもなります。糖尿病は今や上位１０位に入っている死因の一つで、今後１０～２０年以内には上位3位に入るほどに急浮上してきています。

心臓病もそうですが、糖尿病の発病とその悪化は肥満と深く関係があるからと、その治療には脂肪を抑えて健康的な全粒粉を摂りなさいと病院ではよく指導されます。この問題点は、一連の損傷の根源である高血糖という事態に何の対処もしていないことです。

その点、糖質の消費を全体の１０％かそれ以下に劇的に減らすことは、糖尿病の症状やその関連症状を軽くしたり、往々にして消滅させてしまうので、驚くほど効果的なことが実証されています。高血糖がより多くのインスリンを作り、ベータ細胞を傷つけ、内臓脂肪もさらに増やすのですから、高血糖の発生自体をなくしてしまうことで、糖尿病の進行は完全に止まり、体も自然に治っていくからです。まず最初に内臓脂肪を減らすこと、それによって細胞のインスリンへの「効き」が良くなります。高血糖スパイクが減ると、すい臓に出させるインスリンがどんどん減り、すい臓の負担が減ることで、すい臓と生き残っているベータ細胞は自然にその機能を回復するようになります。そして多くの場合、インスリン注射や薬も大幅に減らせるか、やめても大丈夫なほどになり、やらなくてはいけないのは日々の簡単な血糖の測定と食事の管理ぐらいになるでしょう。テンプル大学の研究によると、肥満の糖尿病患者の糖質摂取量を１日２１ｇまでに抑えると、体重が平均1.6kg減り、インスリン反応（すい臓が十分なインスリンを分泌出来るかどうかという能力）においても７５％の改善が見られました。たまに、すい臓の損傷がひどいために少量のブドウ糖でも処理出来ない患者もいましたが、彼らの場合でも症状に大きな改善が見られ、管理がずっと楽になりました。糖尿病は致命的にもなり得る慢性病ですが、高血糖スパイクを起こす小麦や他の糖質を排除すれば、このようにほとんど完全に良くすることが出来ます。それは本当に、それぐらい簡単なことなのです。

穀物の脳への影響 ①

小麦が血糖を押し上げ、免疫応答システムによって体のあちこちにダメージを与えるということは分かりましたが、そのダメージが脳の神経系にまで及ぶと聞いたら驚かれるかもしれません。 信じがたいことですが、小麦やグルテンのせいで脳や神経系の疾患が発症したり、悪化したりします。損傷を受けていても、何年か経つまで気づきさえしないような発症が緩やかなものもあれば、命に関わるようなものもあります。そしてその症状の多くは一見食生活に関係ないように見えるため、小麦がその要因として上がってきたのはつい最近のことなのです。

小麦は、最近になってさまざまな精神疾患とも広く関係していることが分かってきました。というのも、小麦を抜いた食事にすると、その症状が急に収まったり改善したりするからです。小麦を減らしたり完全に除去した食事が出されるなら、患者にとっては精神病院にいる方がずっと彼らのために良い、というのは意外なことですが、研究によると統合失調症や自閉症、鬱のような精神疾患は小麦食品を食べることで確かに悪化するというのです。統合失調症というのは一般的に進行性の病気ですから普段の食習慣のせいにするのはいささか突飛に聞こえるかもしれませんが、精神病院で実際に行われた実験では、統合失調症患者の症状がグルテン抜きの食事で劇的に改善するという結果が出ました。

F・カーチス・ドーハン博士という精神科医が、それらの関係性を発見した最初の人物です。第二次世界大戦中に航空医官として勤務している際、ドーハンは食料不足でたまたまパンが人々に行き渡っていなかった時に、統合失調症で入院する患者も減ったことに気づきました。のちにドーハンは、今も食生活がパレオ食（旧石器時代型食事）のニューギニアでは、統合失調症の度合いが低いことを確認しました。ちなみに小麦を含む現代食が我々の食生活に定着して以来、統合失調症は以前に比べてなんと６５倍にまで増えています。　最後にドーハンは統合失調症患者に小麦を用いて直接試してみることにしました。（当時はまだインフォームド・コンセントなど要らなかった時代でした！）フィラデルフィアの退役軍人病院に勤務している間に、ドーハン博士と彼のチームは、統合失調者たちの食事から突如全ての小麦食品を取り除きました。そうすると、たった数週間で患者の幻覚や幻聴がかなり減ったり、現実逃避も少なくなりました。そして小麦食品を戻してみると、症状はまた悪化しました。

自閉症も、腸の健康と食事、症状との間に関連性が明らかになりつつあるもう一つの疾患です。自閉症は１９９５年から比べても、子供３３００人に１人だったのが８８人に１人にまでその割合が増えてきています[11]。自閉症には科学的にこれといった治療法がなく、症状と関連している危険因子が何かは未だに明らかではありませんが、小さな研究や事例証拠では、グルテンの摂取と腸の健康が症状の度合いと関係があると報告されています[12]。食事からグルテンを除去することで、自閉症の子供たちの症状にも改善が見られるようです[13]。

新しい研究は現在もまだ行われている最中ですが、グルテン運動失調※とも呼ばれているように、大脳性運動失調症と小麦との間には強い関連性があるというのは確かなようです。　運動失調とは、主に体のバランスと協調性を失う疾患で、最初は単なる転倒や手と目の反射的協調作業の困難さから、まっすぐに立つこと、食べたり歯を磨いたりといったような簡単な作業で腕や手をうまく使えなくなることにまで進行していきます。

（※グルテン運動失調症：　小麦や大麦、ライ麦にあるグルテンタンパク質に反応してしまう自己免疫性神経疾患で、脳の大脳と呼ばれる部分が取り返しがつかないほどに損傷してしまう、１０年前に見つかった疾患。）

これらは単に加齢のせいとして片付けられてしまうことが多いですが、本人が有害な小麦食品を今までずっと好きに食べてきたことも関係があるだろうということです。

セリアック病の人は運動障害を発症する可能性が高いですが、また逆に見れば原因不明の運動障害を持つ人の半分近くが小麦やグルテン不耐症なのです。

最近の研究では、グルテンフリー・ダイエット（小麦抜きの食事）は、非セリアック性グルテン過敏症の患者のうつ症状を改善するということが分かりました[14]。グルテンで神経系の症状が悪化しても、胃腸系はそれほど悪くない、また完全になんともない場合もあったり、グルテン運動失調患者の１３％に胃腸系の症状がなかったりすることがあります[15]。別の研究[16]では、自己申告してもらった非セリアック性グルテン過敏症の患者グループが摂っているグルテンフリーダイエットに、新たにグルテンを加えると、消化器系の問題は出なかったものの、鬱の症状を訴える人が増える結果となりました。

小麦を食事から完全に排除することが、煙草をやめるのと同じくらい難しいと分かって驚いた人もいることでしょう。それは単に、朝食のドーナッツがとてもおいしいから、というだけではなくて、小麦に麻薬が持つような、脳に働きかける依存性の生化学的作用があるからなのです。

グリアジン（グルテンの構成物質）が消化されたとき、それは「エクソルフィン」と呼ばれる強力な麻薬的物質に分解されます(17)。このモルヒネのように頭をハイな状態にする化合物は、すでにダメージを受けて活発過剰になっている脳を、さらに暴走状態にしてしまいます。

麻薬の作用を遮断する薬「ナロキソン」を使った研究では、分解されたグルテンのペプチド（2個以上のアミノ酸がペプチド結合したもの）が起こす、脳での似たような作用も遮ることが分かりました。ですから、ナロキソンを統合失調者に与えると、小麦を除去した時と同じように症状が良くなります。小麦の中のペプチドは、脳のモルヒネ受容体とくっつく物質ですが、それは麻薬のように強烈な高揚感をもたらさないものの、脳の報酬系センターを起動させてしまうのです。

小麦を日常的に食べることで報酬系センターを絶えず起動させていると、最終的に小麦を断ったときに、麻薬や他の依存物質を断ったときのような禁断症状を経験することになります。サウスカロライナ医科大学の精神医学研究所での研究では、普段小麦を食べている被験者に麻薬遮断薬ナロキソンを与えると、その摂取カロリーが平均して２８％少なくなるという結果が出ました。これはナロキソンが、“食欲増進剤”として作用する小麦の依存効果を遮断するからと思われます。

このように、いったん離脱症状の期間さえ抜けてしまえば、人は小麦抜きで暮らしていくことも難なく出来るようになりますが、その離脱症状自体を克服することが、多くの人にとって苦しいハードルとなります。

穀物の脳への影響 ②～アルツハイマー認知症

ヒトが穀物や砂糖を消費することが、体の各部分だけでなく、最も繊細な脳にもダメージを与えていると新たな警鐘を鳴らす医者がいます――神経科医のデービッド・パールマター博士です。彼は、穀物、特にグルテンは脳に「毒」であると言いきります。小麦を食べるたびに血糖値が上がり、グルテンが脳にも炎症を起こして記憶中枢部分が縮む、それが初期の段階では物忘れ、進行していくとアルツハイマー病やその他の認知症、パーキンソン病などにつながっていくというのです。

以下が、彼の近著”Grain Brain”に関するインタビューの中で彼が述べていることです。

人が穀物を食べてきたのは、人類が地球上に誕生して以来、歴史の長さ的に見ればたったの０．０１％であり、あと残りの２５０万年もの間人類はずっと、グレイン（穀物）フリーで高脂肪なものを食べていました。実際、脳の６０％は脂肪で出来てきますし、母乳の６０％も脂肪です。ですから脳は、「良い脂肪」をいつも渇望しているのですが、

1992年からのＵＳＤＡ（アメリカ農務省）のおかしな指導により、人々は低脂肪・高糖質食品を食べることが健康的だとすっかり信じ込まされてしまいました。その10年後、糖尿病は実に3倍になりました。心臓病やガンのような他の慢性疾患も増える一方です。本当のところ、脂肪は私たちの敵ではなく古くからの友達であったのであり、実際脂肪では太りません。ですから、我々は今こそテーブルに良い油をまた迎え入れるべきです。

現在アルツハイマー病は、一旦なってしまうとこれといった治療法がない病気です。この病気は、今までは遺伝的な部分が大きいと思われてきましたが、今では食生活次第で予防可能な病気だと分かっています。アルツハイマー病は血糖値の上昇と直接関係があり、実際Ⅱ型糖尿病はアルツハイマー病の発症リスクを二倍にします。（私はこれを「Ⅲ型糖尿病」と呼びたいぐらいです）現在５４００万人のアメリカ人がこのアルツハイマー病になっており、２０３０年にはそれがさらに倍になるだろうと予測されています。

脳は、ブドウ糖が唯一のエネルギー源であると一般には信じられていますが、実はエネルギーを脂肪にシフトしたほうが元気になります。（これを Keto-adaptation［ケト対応］と言います）糖質よりも脂肪を燃やした方が、フリーラジカルを出さずに、効率的に働くことが出来るからです。エネルギー源として脂肪を使うケトジェニック・ダイエットは、新しいミトコンドリアの複製を可能にします。

またミトコンドリアは細胞核の中のＤＮＡに情報を伝える役割をしているので、ミトコンドリアが健康だといいのですが、糖質の摂りすぎでミトコンドリア内のエネルギー生産がうまくいっていないと、細胞に“自殺”するように指令を出すため、脳内の細胞が死んでいく（アポトーシス）ということが起こります。しかし、低糖質・高脂肪のケトジェニックダイエットをしていると、遺伝子を起動させ、ＢＤＮＦ（脳由来神経栄養因子）という成長ホルモンが出て、新しい脳細胞が作られます（＝神経細胞新生）。さらに、脳内の炎症物質の生産を抑えてくれるので、結果的に脳を健やかに保つことが出来ます。

ですから、アルツハイマー病を予防するには、糖質（穀物、砂糖、イモ類、糖質の高い果物も）を避け、良い油を摂ること。それらの食品例は、エクストラバージン・ココナッツオイル、エクストラバージン・オリーブオイル、バター、ナッツ、種、アボカド、有機卵、天然魚、牧草で育った肉などです。油と言っても、もちろん悪い油（トランス脂肪酸、酸化した油、過剰なリノール酸）は避けるべきですが。

最後に、”Food is information（食べ物は情報です）”あなたが食べた物は、すべてＤＮＡに情報を与えているのです。ですから、良い情報を与えるか悪い情報を与えるかは、あなた次第なのです。

小麦と心臓病

全粒粉は、この数十年間「心臓に優しい」選択肢として、大々的に宣伝されてきました。動物性脂肪がほぼ確実にいろんなタイプの心臓疾患を起こしていると悪者扱いされる一方で、小麦はコレステロールを下げ、心臓の健康を維持するのに不可欠な食べ物とされてきたという経緯があります。

ところが、「食事から脂肪を取り除いてもっと全粒粉パンを食べましょう」というキャンペーンは、期待したほど心臓病の減少をもたらしませんでした。

それを裏付けた最も有名な話は、「アイゼンハワー・パラドックス（矛盾）」です。アイゼンハワー大統領は、６４歳の時に心臓発作を起こして以来、コレステロール値を下げるべく食事から油っぽい食品を徹底的に排除しました。しかし、医師の指導に従った食事をしたにもかかわらずそれ以降も彼のコレステロール値は上がり続け、のちの１４年間にあと６回もの心臓発作に見舞われ、１９６９年にはついに亡くなりました。

政府は市民の健康を心から(at Heart)案じている割には、食事については正しく理解しているとは言えない、と誰かが皮肉って指摘したように、国が推奨する食品ピラミッドと実際人の健康に良いと思われる食事とには、大きな開きがあります。(もっとも、国は各産業界の政治的圧力も考慮して食品ピラミッドを作ったようですが)

この章だけで心臓病をあらゆる側面から考察するには限界がありますが、小麦と心臓病の潜在的な関係は少なくとも理解しておきましょう。

長らく、心臓病の主な原因は食事における脂肪だと決めつけられてきましたが、最近では高血糖スパイクがその原因らしいことが分かってきています。これには、砂糖たっぷりの高糖質の食べ物(ご存じの通り、グラニュー糖よりもＧＩの高い小麦食品も含んだ)がもちろん関係あるでしょう。

心臓に最大のダメージをもたらす小麦の特徴は、それが体内で作り出す脂肪の種類です。ここで、えっ?と思う人もいるかもしれません。全粒粉はコレステロールもなく、“心臓に良い”食物繊維が豊富なはずだからです。しかしここでの問題は、小麦に何が入っているか、ではなくて、小麦が私たちの体に起こす変化にあります。

小麦を食べた後に起こる高血糖スパイク（血糖値の急激な上がり下がり）により、大量のインスリンが出され、それがエネルギーを蓄えた中性脂肪と、コレステロールとして知られる低比重リポタンパク（ＬＤＬ）粒子を作り出します。ちなみにコレステロールにはいろいろなタイプがあり、それらすべてが悪いというわけではありません。高比重リポタンパク（ＨＤＬ）はよい方のコレステロールで、大型や小型のＬＤＬ粒子を追い出してバランスを取ります。高血糖スパイクが起こると、肝臓では中性脂肪と大量の小さなコレステロールで出来ているＶＬＤＬ（Very Low Density Lipoprotein、超低比重リポタンパク）が作られます。小粒子ＬＤＬは、名前の通り小さく、体にも最悪です。それは小さいサイズゆえに、細い血管にも入り込め、危険な場所にコレステロールを蓄積させます。小粒子ＬＤＬは毒性の強い酸化を起こし、それが危険な動脈硬化につながっていきます。ＶＬＤＬと大粒子・小粒子ＬＤＬについてはいまだ研究途中ですが、小粒子ＬＤＬの方が、心臓疾患や心臓発作のリスクを大幅に上げるということがすでに分かっています。特に小麦は他の多くの炭水化物よりも小粒子ＬＤ

Ｌコレステロールをずっと増やすようです。（オーツ麦との比較では６０％増加[18]）

小麦を食べて出来る致命的な小粒子ＬＤＬはこのように述べたとおりですが、それ以外にも小麦によって引き起こされる心臓への悪影響はいくつかあります。

小麦を食べて出来た内臓脂肪は、心臓やその周りの内臓を取り巻くように定着する

➡　この余剰な脂肪は、それ自身炎症を起こしながらその周りの組織にも炎症を起こす

➡　この炎症で心臓の周りの血管が弱まると同時に、その脂肪の量が心筋そのものに負担をかける

前にも述べたように、体は、小麦グルテンの構成物質が血流に侵入してきた時に、そのたんぱく質に対して攻撃を始めます。それは体のあちこちに自己免疫反応と炎症という形で広がり、心臓も例外ではありません。

この自己免疫反応の最も一般的な症状は、血管の劣化や硬化です。

その人が糖尿病患者であろうが、ただの高糖質食品が好きな人であろうが、高血糖状態が絶えず続くと、ブドウ糖で血管の内壁や心臓の近くの動脈が劣化してしまいます。そしてそのことが、糖尿病の人が心臓病のリスクも高い一因となっています。

ここでの救いは、何度も言いますが、小麦抜きや低糖質の食事で心臓関連の病気に劇的な改善が期待できることです。

低炭水化物ダイエットをしていると、バターや他の動物性脂肪をそのまま摂っていたとしても、ＬＤＬコレステロールとその総脂肪量は大幅に引き下げられます[19]。

心臓病が主な死因の一つになっている今日、小麦消費の世界規模の減少（全体的な糖質消費を減らすこと）は、多くの人命を救うことになります。しかしながら、実際多くの新しい研究が「小麦が脂肪を作り出して心臓病の危険も高める」と指摘しているにもかかわらず、残念なことに一般にはまだまだ「全粒粉が心臓に良い」と信じられているため、これからもこの新しい認識が広まるには時間を要するでしょう。

小麦とニキビ

ニキビは、ティーンエイジャーにとってその成長過程で、恥ずかしく思う厄介なものの一つです。誰にでも起こりがちなものですが、一旦できるとしつこく、なかなか消えてくれません。しかし、大人になってからもニキビの出来る人は多いのも事実です。

毎年、数えきれないほどニキビを治すための製品が発売されており、病院もニキビ用のきつい薬を処方する一方で、治すのに結局失敗した人用に、ニキビを隠すための市販品もたくさん売られています。　食べ物とニキビの形成には深い関係があると知っている人は多いですが、“健康的な全粒粉“が問題かもしれないと疑う人はほとんどいないのが実情です。たいていの人は、高脂肪で飽和脂肪酸(主に動物性脂肪)の多い油っぽい食事に問題があると思い、それをなんとかしようと全粒粉の摂取を増やしたりします。実際は小麦やグルテンがニキビを悪化させているというのに―。

ここまで読んだら、小麦が甘いソフトドリンクのような高血糖スパイクを引き起こし、それがインスリンの増産にも関わっているということがもう分かってきたと思います。

実際ここ数年、インスリンとニキビの関連性がやっと言われるようになってきました。例えばある研究では、低ＧＩの食事を摂っている大学生には２５％近いニキビの減少が見られ、糖質を完全オフまたはほとんどオフにした学生らには５０％近い減少が見られました[20]。ニキビとは無縁の文化の人々（キタヴァン島民、沖縄の人たち、イヌイットやペルー・インディアンなど）がいますが、彼らの食事も、とりわけ低ＧＩになっています。

インスリンの副作用の一つは、“インスリン様成長因子”として知られるホルモンを作り出すことです。この成長因子は、皮膚に多くの細胞を急速に作らせて、毛包（皮膚内に存在し、毛根を包んでいる部分のこと）の成長を促します。それは脂肪分泌細胞にさらなる皮脂分泌を促すので、ニキビが出来るのと非常に関係があるとされています[21]。皮脂は、それが少量のうちは大切な保護膜として働いてくれますが、大量になると毛穴を油のカバーでフタしてしまい、結果ニキビを作ってしまいます。

ニキビは皮膚の“軽い炎症状態”として分類されます。ですから、抗炎症食品や薬は症状を和らげてくれますが、炎症を起こす食品はそれと反対の作用をします[22]。小麦や穀物の消費はグルテンやその抗体の作用によって炎症を促進させるので[23]、前にも言いましたが、体に炎症をもたらす内臓脂肪を作る原因である小麦は、ニキビも促進させるということが言えます。

ニキビとは別に、小麦消費と直接・間接的に関わっている皮膚の発疹はいろいろとあります。

「疱疹状皮膚炎」はヘルペス感染にその症状が似ている皮膚の炎症です。これは、実際はヘルペス菌ではなく小麦と関係がある発疹の一つで、どんな年齢でも起こりえますが、２０～３０歳の間に最もよく見られます。強力な薬以外で有効な唯一の治療法は、食事から小麦を取り除くことです。そうすると症状は、重症な場合こそ何か月もかかる時がありますが、普通は数日で良くなり、消えていきます。一見ＳＴＤ(性感染症)のように見える痛くて痒い発疹が、朝食のシリアルのようなもので起こっているなんて本当に意外といえば意外ですが、小麦を避ける、たったそれだけで状況は改善します。

このように、ニキビと疱疹状皮膚炎は小麦に関係のある二大皮膚疾患ですが、ほかにもさまざまな疾患があります。

- 皮膚血管炎　――　小麦の炎症効果が皮膚の炎症や皮膚上の毛細血管の腫れを引き起こす疾患。

- 乾癬　――　頭皮によく見られ、皮がうろこ状になったりポロポロはがれ落ちてくる、痒くて赤い一般的発疹。小麦抜きの食事で改善が見られる(24)。

- 白斑　――　手によく見られ、皮膚の色素がまだらに抜けたり漂白したようになる症状。一旦なってしまうともう元に戻すことは出来ないことが多いが、小麦を減らすことでその進行をかなり遅らせられるという事例報告もある。

これらのさまざまな皮膚疾患は、軽い荒れから、痛みで日常生活が普通に送れなくなったり、その恥ずかしい外見のせいで自尊心や精神を病ませるようなものまで、その症状は広範囲に渡ります。そしてそれらも、小麦やグルテンの除去によって治せるか、少なくとも症状がましになります。スキンケア製品にはよく、ニキビの根本原因から治しますと書いてありますが、本当のところニキビを減らす唯一の確実な方法は、体全体を健康にすること、そしてそうなるための最も簡単な方法の一つが、グルテンや小麦、ひいては高糖質食品をやめることなのです。

さあ、小麦切除術に踏みきろう！

今まで、現代小麦が出来上がった異常な経緯やその体への影響について学習してきました。また、小麦のタンパク質・グルテンによって、また小麦の血糖値への影響で、驚くほど多くの健康問題につながっていくことが分かりました。それでは、我々はこれらの情報をどのように活かしていったらいいのでしょうか。

小麦やグルテンが体に与えるダメージの多さや、関連があると思われる疾患の数々を見れば、自分たちの健康や長生きのために出来ることは一つしかありません——食事から小麦やグルテンを抜くことです。

小麦だけを抜く食事法は素晴らしいスタートだと言えますが、グルテンが体に与えるダメージを考えれば、グルテンそのものを食事から取り除いてしまうグルテンフリー・ダイエットの方がお勧めです。それには、スペルト麦、ライ麦、オーツ麦、大麦や他の穀物も含まれてきます。非常に多くの料理に使われているような食材を諦めるとなると、尻込みしそうになるかもしれませんが、心配は要りません。多くの人がすでに出来ているグルテンフリーの健康的な生活をあなたにも実現してもらえるようにと、以下の手順を用意しました。

では、早速その本題に入りましょう。

小麦除去に取り組むには、一般的に二つのアプローチがあります。

1. 段階的なやり方

グルテン食品を時間をかけて、普段の食事から徐々に取り除いていく方法。例えば、まず朝食や昼食からグルテンを取り除いて、それから数週間かかって夕食からも抜いていく。またはしばらく週末だけグルテン食品をOKにする、など。

2. いきなりスッパリと断つ方法

やめると決めたら、グルテンと名のつくものはすべて、例外なしでいちどきにやめる。

個人的には、２の完全除去をお勧めします。　グルテンの摂取を減らすことは、誰にとっても間違いなく体にいいことですが、自分の体がグルテンにどう反応しているかを観察したり、グルテンフリー・ダイエットが自分の健康にどう影響をもたらしているかをみる最良の方法は、やはりそれを完全除外することです。グルテン食品を諦めることで気持ちが落ち込んだり圧倒されてしまう、またそれをするほどの価値があるかどうか分からなくなってしまったら、いつでも元の食事に戻ればいいのです。（３０日間かそのぐらいはとりあえず続けられることをお勧めしますが）実験が期待していたほどの結果をもたらさない時にも（私には良くなるという自信がありますが――ほとんどの人はグルテンフリーにしてから数週間で気分が爽快になります）そうすればいいでしょう。

ともあれ、まずそれにとりかかろうとしている自分をほめてあげましょう、それから深呼吸をし、気持ちを引き締めてから行動に移してください。また、あなたのま新しいグルテンフリー生活を開始するにあたっては、以下に書いたようなヒントを参考にしてみてください。

【グルテンフリーに移行するためのヒント】

1. 何を食べてはいけないか、ではなく何を食べてもいいか、に意識を持っていきましょう。すでに何百万人の人々がやっているグルテンフリーですから、レシピもアドバイスもオンラインでたくさん見つけることが出来ます。

2. 簡単にする――自分自身が圧倒されてしまわないために、最初は変わった料理を目指さないこと。まずは2、3の基本料理を習得してから、それらを毎週のレパートリーに組み込むことに集中しましょう。また自分のお気に入りだったグルテン料理に自然に置きかえられるようなグルテンフリー・レシピを勉強しましょう。

3. 全体食（肉や卵、魚、野菜、果物、ナッツなどの）に意識を向けましょう。一方、自分の好きな穀物をお店で売っているような「グルテンフリー代替粉」で置き換えようと考えるのは良くありません。それらにはグルテンは入っていないかもしれませんが、加工されていることには変わりないし、また栄養価も低く、他の毒物（添加物）もいっぱい入ってるからです。

4. 自分の健康と幸せのために頑張っている自分をほめてあげましょう。少しずつ、少しずつ。自分になら出来る、と！

5. 食事プランを事前に立ててみましょう。そうすれば、何を食べたらいいか決められないときに、サンドイッチやパスタのような”お手軽食品”に走ってしまう危険性が減ります。

6. アルコール（ビールなど）やソース。ドレッシングのような、実はグルテンが入っている隠れ食品に気をつけましょう。裏の原材料欄をよく見ることです。

7. グルテンフリー・ダイエットを貫くことは、レストランでも可能です。グルテンが入っているかどうか分からない時は、お店の人に聞いてみたらいいでしょう。また、パンの代わりに野菜やサラダを余計に付けてほしいと頼めばやってくれるところも案外多いです。

8. グルテンフリー・ダイエットをする上での一番の敵は、その準備ができていないことです。空腹時は特に危険です。空腹が襲って来た時や他の選択肢がコンビニやファーストフード店しかない時のために、机の中や車に緊急時のスナック（ナッツ、種、ジャーキーなど）を用意しておくとよいでしょう。

グルテンフリーを始めて最初の数日は、気分が優れないかもしれません――これは、前に述べたように依存的性質をもつ小麦を断つことに対する体の生体反応ですから、仕方ありません。 しかし、数日もしたらまた気分が良くなります。実際、急に小麦を断ち切ったこの時期には生きた心地がしない人もいるでしょう。しかし、それは今まで長年に渡って小麦に依存してきたせいであり、いったんこの辛い時期を脱すれば、今までの何倍も気分が良くなるということを覚えておいてください。

《番外編その１》小麦が“毒”であるもう一つの理由（プレ・ハーベスト）

これまで、現代小麦の生物学的異常さにずっと焦点を当ててきましたが、おかしいのはそれだけではありません。
現代小麦への農法もまた劇的に変わって来ているという、以下のようなショッキングな事実が最近明らかになってきました。

小麦の収穫直前に撒くラウンドアップで収穫量が上がる！

『アメリカでの一般的な小麦収穫の手順は、コンバイン収穫機を走らせる数日前に小麦畑をラウンドアップ（除草剤）でどっぷりと浸すことである。そうすることによって、より早く、より簡単に、大きな収穫が期待出来る』

グリフォサートのような致死的な有効成分を含むラウンドアップや他の除草剤を収穫前に散布することは、１９８０年にはもう一部では行われてきました。それ以来過去１５年に渡って保守的な農法の地域では当然のこととして、収穫の７～１０日前に乾燥剤として使用されています。

マサチューセッツ工科大学のステファン・セネフ博士によると、有機でない小麦の作物にグリフォサートを収穫直前に散布することは１９９０年代にはもう一般化していたため、結果としてアメリカ内の非有機小麦のほとんどはそれに汚染されているということになります。小麦は、グリフォサートのような毒性の化学物質をかけられると、実際には収穫量が上がるのです。小麦は、不思議なことに、しかもかわいそうなことに、毒で死ぬというその直前に、青息吐息でより多くの子孫（種）を放出するからです。

USDA（米国農務省）によると、２０１２年にはデュラム小麦の９９％、春小麦の９７％、冬小麦の６１％に除草剤が使われています。これは１９９８年のデュラム小麦８８％、春小麦９１％、冬小麦４７％と比べるとかなり増加していることが分かります。

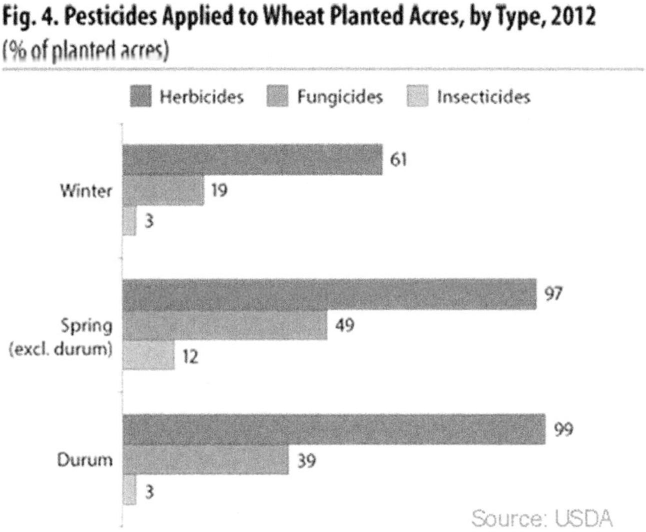

冬小麦、春小麦、デュラム小麦に使用されたエーカー毎の各農薬量
(2012 年：米国農務省資料)
(上の濃い色から除草剤、防かび剤、殺虫剤)

ある小麦農家の証言より：

『５０年間小麦農家をやっていますが、小麦栽培の一つの工程として一般的に行われているのは、ちょうど収穫間際に除草剤ラウンドアップ（グリフォサート）を散布することです。

ラウンドアップが小麦を枯らして早く収穫出来るようになるので、農家はこの作業を好んでします。

小麦畑はなかなか全部が揃って収穫の時期を迎えることはありません。
そこでラウンドアップを収穫前に撒くことで、畑のまだ青い部分の成熟を加速させていちどきに収穫出来る状態にするのです。

この作業は認可されていませんが、農家は普通にその工程を「乾燥化」と呼んでいます。小麦粉で出来た製品を食べる消費者は、疑いなく微量のラウンドアップを口にしているでしょう。
余談ですが、大麦はこの収穫前のラウンドアップが散布されているなら市場には出せません。レンティルや豆もそうです。しかし、小麦はOKという姿勢なのです。このことは非常に心配なことですし、小麦製品を実際に食べる消費者はもっと憂慮すべきです。』

この作業はアメリカ内だけに広まっている訳ではありません。英国では小麦乾燥剤としてのラウンドアップの使用により、パンのサンプルには定期的にグリフォサートの残留が見つかっていることが報告されています。しかしながら、他のヨーロッパの国々はその危険性を認識してきており、オランダではラウンドアップの使用は完全に禁止、フランスももうすぐそれに続くようです。(2014 年 12 月時点で)

小麦作物への全生育期に渡ったラウンドアップの使用や、収穫直前の乾燥剤としての使用は、農家にとっては多大な経費の節約になり、収益も上がります。しかし、グリフォサートの残留した小麦を最終的に食べる消費者には全くひどい話です。

下の表は１９９０年以来うなぎ上りに増えている米国小麦へのグリフォサートの散布量と、２０１３年１２月の研究でのセリアック病の件数です。小麦は現在 GMO（遺伝子組み換え作物）ではない、ということは GMO コーンや GMO 大豆のように除草剤に耐性がある訳ではないので、グリフォサートの小麦への散布は実際には小麦を殺していることになる、ということを覚えておいて下さい。

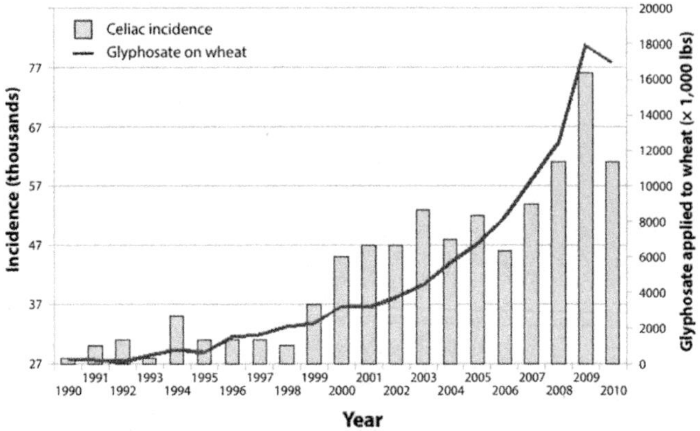

Figure 1. Hospital discharge diagnosis (any) of celiac disease ICD-9 579 and glyphosate applications to wheat Sources: USDA:NASS; CDC. (Figure courtesy of Nancy Swanson).

小麦に散布されたグリフォサートとセリアック病件数との相関図
（黄色の棒グラフはセリアック病件数、折れ線はグリフォサートの散布量を表す）

ラウンドアップは腸内環境を著しく悪化させ、リーキーガットを作る～自己免疫疾患の発動へ

農薬業界は、グリフォサートのヒトへの毒性は最小限だと主張しますが、ある研究ではグリフォサートが明らかにほ乳類の生理機能を妨害しているとして、これに強く異議が唱えられています。

現在受け入れられている見解は、グリフォサートはヒトを始めどのほ乳類にも毒性はない、というものです。しかし

ながら、ラウンドアップで人がすぐに死なないからといってそれに毒性がないということにはなりません。

プロバイオティクスともよばれる善玉菌は、ヒトの健康に重要な役割を果たしています。腸内細菌は消化を助け、消化管の“漏れ”を防ぎ（自己免疫疾患の発現を抑える）、ビタミンを合成し、体の堅固な免疫バリアーとなってくれています。

具体的に何が起こっているかを説明しますと、グリフォサートはシキミ酸経路を通じて大切なアミノ酸の生合成を妨害すると同時に、腸内微生物によって作られたシトクロムP450(CYP)酵素を抑制してしまいます。ちなみにCYP酵素は現代社会に生きる我々が日々さらされている生体異物（多くの外的化学物質）を無毒化してくれるので、ヒトの生理機能には不可欠なものです。
結果として、外でグリフォサートにさらされたり、小麦食品に含まれる残留農薬を口にした人間は、他の化学的・環境的な毒性ダメージにより脆弱になってしまいます。

さらに悪いことには、グリフォサートの影響は、何ヶ月も何年もかかってゆっくりと知らぬ間に進行するので、その間に炎症が体の細胞レベルで徐々に広がっていきます。

この組織的な炎症は欧米に多い
病気や症状のほとんどにつながります。

- 胃腸障害
- 肥満
- 糖尿病
- 心臓病
- うつ
- 自閉症
- 不妊症
- ガン
- 多発性硬化症

・　アルツハイマー認知症　　（以下さらに続く）

まとめると、セネフ博士が行ったアメリカの小麦が浴びせられている恐ろしいグリフォサートの研究は、この致命的な毒がヒトの体を害して、善玉菌も死滅させ、病気やその悪化、苦痛をもたらす過程を明らかにしています。
ですからあなたが，たとえ自分の体が小麦で特に問題ないと思っていても、小麦を食事から
出来るだけ排除するのは懸命だということです。

『毒小麦はなんとしても避けるべし』

結論としては、あなたがグルテンアレルギーや小麦過敏症ではなかったとしても、アメリカからの輸入小麦を避けることを強くお勧めします。なぜなら、小麦にかけられるグリフォサートの量の増加には、セリアック病やグルテン不耐症の上昇と密接な相関関係が見られるからです。
セネフ博士は、食事からグルテンを排除することによって患者の症状がすべて緩和されているわけではないため、これらの病気の増加は遺伝的なだけではなく、環境原因もきっと関わっているだろうとしています。

あなたの体への恐ろしいグリフォサートの影響は水面下で非常にじわじわと進むので、今なにも症状がないからといって、全く安心は出来ません。従来のやり方で生産された毒小麦を食べ続けるなら、将来何らかの問題が出てくるかもしれません。

これまで見てきたように、小麦に毒が入る過程や小麦食品に入っている残留グリフォサートを
考えると、もし私たちがこのまま何もしないで小麦を食べ続けるなら、家族全員がある日突然小麦過敏症か何らかの形での自己免疫疾患を発病するのではないか、という心配はいつもぬぐえません。

《番外編その２》小麦のポスト・ハーベスト問題

小麦のプレハーベストについて書きましたので、この際小麦を輸出する時に施されるポストハーベストについても調べたいと思ったのですが・・・これが不思議にも、どこを探しても驚くほど情報が少なく、特に最近のものは見つかりませんでした。しかし、小麦粉を船で輸送する際にポストハーベスト農薬を施していないはずはなく（そうでないと虫が湧いてしまうので）、おそらく売り上げに影響することを恐れて、情報が漏れないよう秘密裡に行われているものと思われます。

ともあれ、一般的なポストハーベスト農薬の情報についてまとめてみました。

ポストハーベスト農薬とは、収穫後の農作物に使用する殺菌剤・防かび剤などのことを言います。直訳すると、ポストとは「後」ハーベストは「収穫」を意味します。

日本で一年間に消費される小麦の量は、約６３０万トン（２００９年度）で、世界でも有数の小麦消費国です。小麦消費量のうち、国内産小麦はおよそ１５％で、残り８５％は外国産小麦です。ポストハーベスト農薬は国内小麦には使用されていませんが、外国産小麦には使用されています。ですから年間約５３０万トン余りの外国産小麦にポストハーベスト農薬が使用されていることになります。

ところで、ポストハーベスト農薬は、日本では収穫後の作物に使用することは禁止されており、米国内でも消毒用には毒性の強い農薬は使用が許されていません。しかし輸出用の外国産小麦には使用が許されています。これはまさに、アメリカから日本へ輸出するからこそ行われる行為なのです。理由は、輸送途中で虫やカビの害から作物を守るためですが、この時の残留農薬による人体への害は無視されているとしか思えません。日本国内では、人体に害があるために禁止されている事でも、輸入作物に関しては例外という立場なのです。ここに私たちの命に係わる大きな矛盾があります。

過去の調査データによれば、日本市場の小麦粉や小麦製品には残留農薬がかなりの頻度で検出されており、それもレルダン、マラチオン（マラソン）、フェニトロチオン（スミチオン）といった有機リン系の殺虫剤に集中しています。

有機リン系の殺虫剤は、人間の体内に入ると、めまい、頭痛、下痢、便秘、しびれなどの慢性症状を起こし、また発がん性、催奇性（さいきせい、生物の発生段階において胎児に奇形を生じさせる性質）、変異原性（へんいげんせい、生物の遺伝情報に変化を引き起こす性質）、生殖毒性（成人の生殖機能および受精能力や胎児などに悪影響を及ぼす性質）があると指摘されています。また、有機リン系の殺虫剤には、環境ホルモン（内分泌かく乱化学物質）と同じ作用を持つと疑われる薬剤が多く存在します。

（※環境ホルモン――**生体の成長、生殖や行動にかかわるホルモンの作用を阻害する性質を持ち、生体に障害や有害な影響を引き起こす化学物質のこと**）

ちなみに、ポストハーベスト農薬として使用されているマラチオン(マラソン)の残留基準は小麦で 8.0ppm です。
1991 年以前は残留基準が設定されていませんでした。この 8.0ppm という基準値は小麦輸出国（アメリカ、カナダ、オーストラリア）と同じ基準値です。「日本の安全基準は貿易障壁だ」「農薬の残留基準の緩和を」と言うアメリカの強い要求を飲まされて決定した基準値と言えます。外交問題を解決するために、国民の健康が犠牲になっています。日本がＴＰＰに参加すれば、食料自給率はさらに大幅に低下し、輸入食料品が食卓にあふれるような状況になるのではないかと懸念されます。また農薬の残留基準などの食品の安全基準に対して、大幅な引き下げ要求が突きつけられると予想されます。

輸入穀物の農薬残留量はアメリカ南部ルート、オーストラリアルートのものが高くなる傾向があります。これらの地域の小麦は熱帯地域を通過して輸送されてくるからです。船に積載されたドライコンテナの内部は、熱帯地域通過時には、日中は温度が５０～６０℃、湿度が９０%以上になるというデータがあります。農作物の性質から見て、長距離輸送や長期間輸送はもともと本質的に困難なのです。

さて、小麦はパンやめんなどさまざまな食品に使われていますが、国内で生産された小麦は、主に中力粉の適したうどんなどの日本めん用に向けられています。国内産の小麦粉はまたコストが高いために、ラーメンに使用されるほとんどの中華めんが外国産の小麦粉を使用しているのが現状です。さらに、農薬や殺虫剤が直接付いている一番粉※は色が悪いため、かん水で色を黄色に着色して分かりにくく

し、中華めんの加工用に回されるようです。（※一番粉は小麦の一番外側から作られる粉）

ということは、輸入小麦を使った**ラーメン**を食べる時が一番農薬が体内に吸収されるのが分かります。その次に危険なのは、**学校給食用のパン用小麦粉**、それについで**市販の食パン用の小麦粉**の順で農薬が多く含まれいています。ちなみに、パン用で使われる小麦の自給率は１%未満です。裏を返せば、**パンに使われている小麦粉は、９９%が輸入小麦**だということです。

子供のころから給食でパンを食べ、大きくなってからもパン食でなおかつ、ラーメンが好きな人なら・・今までどれだけの量の残留農薬を体内に取り入れてきているのでしょうか？このような現状では、病気にならない方がおかしいのです。病気にならなくても、身体には確実に負担が掛かっています。

ポストハーベスト農薬の使用は、最も安いコストで輸入農産物の品質劣化を防ぐ方法として、規制されない限りは今後も続くと考えられます。したがって、小麦は食べないことが一番ですが、どうしても口にするなら国産小麦がまだ安全・安心でしょう。

また、そうやってポストハーベスト農薬をふりかけて“万全の態勢”で輸入された小麦粉ですが、湿気の多い日本では、ミックス粉などの開封後に、保存状態によってはどうしてもダニが湧いてしまうことがあるようです。体質的に小麦アレルギーの方も確かに多いでしょうが、もしかしたらその中には、粉に湧いているダニを食べて発症し、自分は小麦アレルギーだと思い込んでいるケースも含まれている気がします。開封して常温で保存している、古いミックス粉を使用する場合には特に気を付けてください。

《番外編その３》アメリカの「小麦戦略」と日本食の欧米化

今日、日本では小麦、大豆、トウモロコシの9割以上がアメリカをはじめとする国々からの輸入品です。食料自給率は4割を割っており、先進国中最低となっています。

現在の小麦使用量は一人当たり年間32kg、それはコメの使用量の42%に当たり、その95%を輸入に頼るのが現状です。

小麦を使った料理では、うどん、ラーメン、そうめん、焼きそばなどの麺類、パン、お好み焼き、タコ焼き、餃子の皮、揚げ物や天ぷらの衣、焼き菓子、ケーキ、スナック菓子・・と、西洋のそれよりもバラエティーに富んでいるほどです。

今や、小麦なしには成り立たないほどになった日本食。

ではこのような西洋化された食生活はいつから始まったのか。誰が作ったのでしょうか。また、そんな食に大きな割合を占める小麦なのになぜ自給率が低く、輸入しなければならないのか？

そのためには、少し長くなりますが、日本の戦後の歴史から見ていきたいと思います。順を追って見ていくと、現代食生活のゆえんとその真実が見えてくるはずです。

日本は終戦とともに未曾有の食糧難時代を迎え、政情不安となっていました。学童たちは地方の疎開先から都会に戻りましたが食料はなく、米軍の緊急食糧放出、海外からのララ物資、ガリオア、エロア等の援助物資で急場をしのぐありさまでした。

政府にとって欠食児童救済は急務であり文部・厚生・農林三省次官通達「学校給食実施の普及奨励について」が発せられ、戦後の新しい学校給食がスタートします。輸入食糧の放出でとりあえず人々の消費カロリー低下は防止されましたが、十分ではなく、栄養構成は穀類と芋類ばかり（全カロリーの９０％以上)、動物性食糧は極端に少ない内容でした。

その当時、アメリカには小麦、大豆、コーン等の穀類や牛乳、肉などがふんだんにあり倉庫に莫大なストックをかかえていました。アメリカは、第二次世界大戦、朝鮮戦争時に大量の食料を供給し、それが終わると食料過剰となっていきました。

昭和 25 年、余剰農作物処理法調印によって、小麦 2250 万ドル(約 34 万トン)、カリフォルニア米 1500 万ドル(約 10 万トン)、綿花、葉タバコ　1 億ドル受け入れ決定。この中に学童向けの現物贈与として給食用の小麦・脱脂粉乳 1200 万ドルと綿花 300 万ドルが含まれました。余剰農作物の受け入れ希望国は十数か国ありましたが、第一回の金額が最も多いのは日本でした。

現物贈与をのぞいて日本が円で買い付けた 306 億円のうち７０％の 214 億円は電源開発に使われ、残り３０％の 92 億円はアメリカに使用権利があって、アメリカ農産物の日本国内での市場開拓費として使われました。これがどのような問題を持っているかについて当時経済学に疎かった官僚は認識がありませんでした。目先のアメリカがチラチラちらつかせたカネに目がくらんで、日本農業の破壊の第一歩、日本人の主食を小麦にする大キャンペーンの展開を何の罪の意識も持たずに、むしろ積極的に協力するという常識はずれのことをしたのです。

昭和25年、8大都市の小学生児童に対し、アメリカ寄贈の小麦粉により初めてパン完全給食開始、翌年には地方の都市部でもパンとミルクという完全給食が拡大されました。しかし、給食物資の財源であったガリオア資金(アメリカの占領地域救済資金)がこの年で打ち切り。日本はサンフランシスコ講和条約を結び形の上では占領時代に終止符を打ち独立国となったため、同時にガリオア、エロア等の非占領地援助物資のみならずアメリカからの無償小麦提供は終結しました。アメリカとの間にパンとミルクという学校給食の継続を約束している日本政府は大いに慌て、それらの食糧を早急に手当てする必要が生じました。日本政府は全額国庫負担で小麦、ミルクをアメリカから購入して学校給食継続をはかりましたが、財政窮乏の折大蔵大臣池田勇人は国庫補助打ち切りを主張し紛糾しました。結局文部省の抵抗にあい翌27年小麦粉のみ半額国庫負担になったのでした。

昭和27年4月より、いよいよ全国すべての小学校を対象に完全給食が実施されました。しかし、この頃から酪農不振で学校給食に国産脱脂粉乳が使い始められます。

昭和29年、アメリカの大豊作により、政府が支払う倉庫代が1日2億円となり、その消費国をさがして日本がそのターゲットになりました。同年、アメリカのアイゼンハワー大統領が余剰農産物処理法（ＰＬ４８０）を成立させ、日本に対する農産物輸出作戦に官民挙げて本格的に乗り出しました。このＰＬ４８０法案はアメリカ農産物を有利な条件で発展途上国に輸出できるという内容でしたが、同時に学校給食に対しては無償で食糧援助をすることが出来るという内容でもありました。そこで日本は、米価が高く、小麦が売れやすいのではないかと目をつけられ、その2年後に「キッチンカー」が小麦消費拡大のために日本中を走り回るようになりました。(キッチンカー・キャンペーン)

その時の、バスのガソリン代やバスの運転手の給料、試食の材料費等はすべてアメリカから市場開拓経費として提供されたものでした。経費を提供する条件としては、キッチンカーで作る料理は、すべて小麦か大豆製品を使用すること、といった条件が付けられていました。その結果キッチンカーは、4年間で二万会場、参加者200万人を超えました。そしてキッチンカーで、小麦食を中心とした料理講習会を開いたり、学校給食の拡充、パン産業の育成といった戦略によってパン食が日本人の食生活に深く根付くことになります。

活動資金の多くがアメリカ側から提供されたのですが、そのことは当時も今もタブーとして長く伏されてきました。これを一般に**『アメリカ小麦戦略』**といいます。

昭和25～29年の学校給食法成立までの過程でアメリカは官民両面から日本側にパン・ミルク給食推進の水面下での工作を続けました。さらにアメリカは余剰生産物を大量に日本国内で消費してもらうためにはパンとミルクの給食を農村部にも広げるべきだと判断しました。その結果総額4億2千万円の資金がアメリカ農務省から日本の厚生省、文部省、農林省、(財)日本食生活協会、(財)日本学校給食会などに活動資金として配分され、**日本人の主食を米から小麦へと方向転換させる大事業が実行された**のです。

昭和３１年、財政難に苦しむ日本政府は、アメリカの提案による学校給食に関する次のような取り決めをしました。

1. アメリカは給食用小麦粉を４ヵ年に四分の一ずつ漸減して日本に贈与する

2. 日本政府は４年間にわたり、年間１８万５千トンレベルの小麦給食(パン給食)を維持することつまりアメリカは始めは学校給食用の小麦を無償で与えるが、それを毎年四分の一ずつ減らし、減った分は日本側が有償でアメリカから購入しパン給食を続けなさい、というものでした。アメリカはパン給食が４年で終わるものでないことを十分承知の上でした。日本側はこれ以後大型製パン工場の相次ぐ建設でパンの大量供給体制が出来ていきました。

パン用小麦は日本では産出されず、パン給食を続けるということはその原料を全量アメリカからの輸入に頼ることになる—そこがアメリカの狙いであり、このパン給食の裏にはアメリカの高度な政治戦略がありました。アメリカは膨大な余剰農産物処理のため、日本の学校給食でパンとミルクという給食を長期的に定着させようと画策したのです。そこを理解するとパン給食固定化の真相が見えてきます。

当時の日本側栄養関係者も欧米流の栄養学、食生活の普及・定着が必要だとして、パン、畜産物、油脂類などの普及を意図した「栄養改善運動」に取り組み、日米あげての食生活改善運動が推進されました。

昭和３３年、慶應義塾大学医学部の林髞教授の『頭脳――才能を引き出す処方箋』という本がベストセラーになりました。そこに書かれていたのは、

「米を食べるとバカになる。頭をよくするにはパンが最良」

こんな信じられない説でしたが、要は「ご飯を食べている日本人は体格も能力も欧米人より劣っている。子どもの成績を良くしたいならご飯をやめなさい」というものです。もちろんデタラメですが、著者の肩書きも手伝って、５０万部も売れたといいます。この本がきっかけで「米食低能論」という言葉も流行しました。（あきれたことにこの本には、「味の素を舐めると頭が良くなる」とも書かれていました。）今ならほとんどの人が笑いますが、当時の日本人は、なんら疑問も持たずにこの本を受け入れました。

このあたりから、米に対するいわれなき誤解がたくさん誕生し始めました。

「コメ食は早老、短命のもと」

「パンを食べないから身体が小さい」

「パンを食べないから戦争に負けた」・・・

アメリカに追いつけ追い越せの精神がいかに強かったかが想像できます。敗戦国のコンプレックスも、そこにはあったかもしれません。

昭和３６年(１９６１)には、「１日１回フライパン運動」が実施されました。別名「油のオリンピック」。つまり、“なんでもフライパンで油炒めにして食べましょう”という運動です。

「油をたくさんとるアメリカは豊かな国、油の摂取量が少ない日本は貧しい国」との考え方が根底にあるこの運動は、保健所などを通して推進されました。戦前まで少なかった油料理を普及させるためにフライパン運動を展開し、油の必要性を強調する栄養指導が熱心に行われました。トウモロコシ、大豆は家畜のエサであると同時に油の原料でもある。余剰農産物処理の観点からアメリカにとっては欠かせない重要な戦略でした。その結果、日本人の食生活はどんどん油過剰になっていきました。

また、パンの原料である強力小麦は日本では産出できず、日本人がパン食を始めれば永久的に日本はアメリカのお得意になる―。学校給食ではパンとミルクが無償援助され、子供のうちから洋食嗜好の下地を作ることにも成功しました。

昭和４５年（１９７０）になって初めて、驚くべきことですが、米飯給食の試験的試行が始まります。この頃には古米の在庫は７２万トンに膨れ上がっていました。アメリカの小麦生産者は１億ブッシェル（２７２万トン）の対日輸出の野望を達成、コメはついに主食の座を脅かされ始めました。

―現代―

戦後、日本人の食生活は変わったのだ、おいしい食べ物のバリエーションが拡がったのだからこれは歓迎すべきことではないか、と言う人もいるかもしれません。

しかし問題は、欧米型食生活にともなって病気もまた欧米型となり、日本人の健康状態が非常に懸念される状況になってきたことです。戦前まで少なかったガン、糖尿病、動脈硬化、心臓病、痛風などのいわゆる欧米型疾患は子供にまで広がり、アトピー、花粉症、喘息などのアレルギー疾患も増加の一途です。糖尿病は予備軍を含めて１６２０万人にのぼり糖尿病に子供が苦しむという前代未聞の事態になってしまいました。痛風患者も予備軍を含めて５６０万人とも言われています。

戦後、日本が推し進めた栄養改善は実際栄養改悪であり、日本の農政、食糧自給率、健康問題の悪化をもたらしたのです。

学校給食法が１９５４年に施行されて以来今年で６０年を迎えましたが、最近になって一部の地域で完全米飯、牛乳なしの学校給食の試みがなされているようです。小麦の害悪、また牛乳害悪論も言われるようになってきた昨今、戦後アメリカに押し付けられるようにして決められた子供たちの給食内容を、今一度自分たちで見直そうという動きが出てきたのは当前のことであるし、歓迎すべきことだと思います。

《付録１》摂りたい食品、避けたい食品

それでは、小麦を食事から抜いた後、何を食べたら良く、何を避けるべきなのでしょうか。

【好きなだけ食べてよい食品】

- 野菜（ジャガイモとトウモロコシは除く）――　キノコ類、ハーブ類、カボチャやスクワッシュなどのウリ科の植物も含む。それらは生でも冷凍でもＯＫだが、缶は良くない。

- 生のナッツや種――　アーモンド、クルミ、ピーカン、ヘーゼルナッツ、ピスタチオ、ブラジルナッツ、カシューナッツ、マカダミアナッツ／ドライローストのピーナツ（油でローストしていないもの）／カボチャの種、ヒマワリの種、ゴマ、チアシード、フラックスシード

- 良い油（出来れば非加熱で食すのが望ましい）――エキストラヴァージン・オリーブオイル、ココナッツオイル、ココアバター、アボカドオイル、クルミオイル、アーモンドオイル、マカダミアナッツオイル、亜麻仁油、荏胡麻油、ごま油

- 肉と卵――　牛肉、豚肉、魚、鶏、卵、貝類や甲殻類（肉と卵は出来れば放し飼いの牧草で育てた有機飼育、魚類は天然が望ましい）

- 甘味料の入っていない飲み物――　紅茶、コーヒー、水、アーモンドミルク(無糖)、ココナッツミルク、ココナッツウォーター

- チーズ――本物の発酵チーズのこと(プロセスチーズではなく)

- 無糖の調味料――　マスタード、マヨネーズ、酢、醤油（小麦不使用の）、チリソースなど

- その他――　アボカド、オリーブ、ココナッツ、香辛料、粉末ココア(無糖)やカカオニブ

【量を制限したほうがよい食品】

- チーズ以外の乳製品――　牛乳、ヨーグルト、カッテージチーズ、バター

- 果物――　(食べて良い順に)ベリー類、サクランボ、かんきつ類、リンゴ、ネクタリン、ピーチ、

メロン。［バナナ、パイナップル、マンゴー、ブドウ、スイカ］は非常に糖質が多いので少量にしたい

- 果汁

- 小麦以外のグルテンを含まない穀物——　キノア、キビ、ソルガム(モロコシ)、テフ、アマランス、ソバ、米（玄米、白米）、オート麦、ワイルドライス

- 豆類——　インゲン豆(黒・白)、キドニービーンズ、ライ豆、ヒヨコ豆、レンズ豆、枝豆、小豆、有機大豆も

- イモ類——ジャガイモ(白・赤)、サツマイモ、里イモ

- シュガーフリー食品——ステビア、ラカント、エリスリトール、キシリトール使用食品はまだ安全圏。アスパルテーム、アセスルファムK、スクラロースはＮＧ

- ダークチョコレート——　70〜85%カカオのものでも、一日に４０ｇを超えないように(目安は一辺が約５cm四方)

- 多価不飽和脂肪酸の油——　ベニバナ油、ひまわり油、一般のサラダ油、コーン油、グレープシード油、綿実油、大豆油など

【避けてほしい食品】

- 小麦食品全般——　小麦を原料とするパン、パスタ、めん類、クッキー、ケーキ、パイ、パンケーキ、ワッフル、プレッツェル、シリアル、クスクス、ライ麦、カムート、大麦

- グルテンフリー食品——　特にコーンスターチ、米粉、片栗粉、タピオカ粉で出来たものなど

- 不健康な油脂——　揚げ油、硬化油(トランス脂肪酸)

- ファーストフード

- 揚げ物

- 加工肉——　ホットドッグ、ソーセージ、ベーコン、ハム、その他亜硝酸Ｎａが入っているもの

- フルクトース(果糖)たっぷりの甘味料——　アガベシロップ、ハチミツ、メープルシロップ、ブドウ糖果糖液糖(コーンシロップ)、スクロース(ショ糖)

- お菓子——　チョコレート菓子、アイスクリーム、シャーベット、キャンディー、エナジーバーなど

- 甘い調味料——　照り焼きソース、とんかつソース、ジャム、果物の砂糖漬け、ケチャップ、ドレッシングなど

- ソフトドリンク、炭酸清涼飲料

- 小麦を含む加工食品

- ドライフルーツ——イチジク、デーツ、プルーン、レーズン、クランベリー、アプリコットなど

- スナック食品—— ポテトチップス、ポップコーンなど

《付録２》グルテンフリー生活をする上で使用してもいい粉、避けてほしい粉

【安全な粉】ナッツや種子系を挽いた粉は基本的にＯＫです。粉の状態で売っていなければ、自宅でコーヒーグラインダーで挽くことも簡単にできます。

- アーモンドミール／アーモンドフラワー
- ピーカン粉
- クルミ粉
- ココナッツフラワー
- ゴールデン・フラックスシード粉（茶色のフラックスシードはベーキングに適さない）
- パンプキンシード・ミール
- ゴマ粉

- サンフラワーシード・ミール
- チアシード・ミール
- ガルバンゾ豆フラワー

【避けてほしい粉】これらは、グルテンフリー実践者が間違って選びやすい粉です。

- グルテン・フリー食品——　コーンスターチ、タピオカスターチ、片栗粉、米粉など　(これらも血糖値を上げることには変わりません)
- 有機小麦　(小麦には変わりません)
- 古代小麦——　スペルト麦、カムート、レッドファイフ　(現代小麦よりはましですが、無害とは言えません)

○　他の代替穀物――　キノア粉、ソバ粉、玄米粉、テフ、キビなど（小麦のようにひどい健康被害はないかもしれませんが、血糖値は上がります）

【その他のグルテンフリー実践者が犯しやすい間違い】

○禁断症状を、体が小麦を必要としていると勘違いする

小麦を断った後、吐き気、疲労感、うつ、頭痛などに見舞われるかもしれませんが、それはグリアジン(グルテンの中にあるたんぱく質)由来の禁断症状ですから、そのままそれがおさまるまで我慢しましょう。

○脂肪を摂るのを躊躇する

長い事間違ったメッセージ「低脂肪にして、健康な全粒粉をもっと食べよう」を受けてきた我々にとって、習慣や考え方を変えるのはなかなか難しいですが、脂肪では太りま

せん（これは断言できます！）。肉の脂身も切り取ることなく、良い脂肪を丸ごと食べましょう(肉、魚、バター、ココナッツオイル、アボカド、卵の黄身など)。これらの食品は精神的にも満足感を与えてくれます。

○水分の摂取不足

小麦食品の消費を止めると、インスリン値も急落します。この時に、水分もかなり失われるので、脱水症状に陥りやすくなります。グルテンフリーを始めて最初か次の週ぐらいまでは普段よりも水分を余計目に摂りましょう。塩分も尿で出てしまうために、岩塩のようなミネラルを豊富に含んだ塩を摂る事もまた大切です。

あとがき

さて、小麦をいろいろな角度から見てきましたが、戦後の交配に次ぐ交配によって出来上がった現代小麦自体が引き起こす害悪には、目を見張るものがありました。腸の炎症物質としてのグリアジン、血糖値を劇的に上げるスーパー糖質としてのアミロペクチンA、そして脳へ麻薬のように作用し依存性をもたらすエクソルフィン・・。これら小麦の構造自体が、ヒトの健康をむしばんでいくことに加えて、人が施すプレハーベスト、ポストハーベストも加えれば、小麦というものがもはや人間の食べ物ではない気さえしてきます。

人類は、原始時代に野生の小麦を見つけて以来、貯蔵できていつでも食べられる便利な食べ物として小麦を自分たちの味方につけ、時代とともにその味や育成に改良を加えてきました。そのおかげで、人口はここまで順調に増えることが出来たのですが、その一方で、原始には平等でシンプルだった人間社会が複雑化し、階級や貧富の差が生まれ、争い事も起きるようになりました。穀物というものがあったおかげで、ヒトの脳は大きく発達し、文明が栄えてきたわけですから、それは人間社会の発達にはなくてはならないものだったと思いますが、それがここにきて、健康面から考えればやっぱりヒト本来の食べ物ではなかったと言われると、人間の英知や努力とは一体何だったんだろうかと考えさせられます。野菜や果物にしても、改良を加えて甘く、育てやすくとすればするほど、栄養価は下がり糖質は上がり、ヒトの健康に良くないものになっていることを考えても、人間の技術がここに来て裏目裏目に出ている気がしてなりません。

ともあれ、これほど肥満やそれにまつわる慢性病が蔓延している現代、私たちはもう一度自分たちの“正しい”食というものを考え直すターニングポイントに来ているのだと思います。

その一つの大きなキーとなるのが、ここに提案されている食事からの小麦の排除です。小麦がこれほど悪いと分かったのですから、試しに絶ってみる価値は十分にあるでしょう。小麦製品は美味しくて病みつきになるものが多いですが、一時の快楽さえ我慢すれば、私たちは後々の人生で健康という大きな見返りを得ることが出来るということです。例えるなら、お手軽な燃料を燃やし続けていると、体という入れ物にどんどんススが溜まってきて後が大変ですが、良い燃料を燃やしてあげると、体は結局長持ちします。要は、血糖値を上げない食事を心がけること——これが、病気知らず・長生きへの早道であり、王道ではないかと思います。

私自身も、グルテンフリーから始まって、今や穀物フリー、砂糖フリーになり、それに従って体の調子が目に見えて良くなりました。たまには食べてしまうこともありますが、基本にそれを心がけるのとそうでないのとでは、後々大きく違ってくると思います。あなたも、完璧でなくてもよいのです。それほど構えずに今日から是非やってみて下さい。きっと体調が良くなり、気分も明るくなるはずです。自分の腸と対話しながら、負担なものは入れないで体が喜ぶものだけを入れてあげるのは、実際楽しいことだと気づけばしめたものです。そうなれば、自然と病気を遠ざけることになり、いつの間にか、自分が前よりも心身ともに健康になっていることに気づくでしょう。

最後に、この本があなたの健康への一助になれば幸いです。

２０１５年１月　　　　トンプソン真理子

参考文献

1. *F as in Fat*, Trust for America's Health and the Robert Wood Johnson Foundation, 2013 (www.healthyamericans.org/report/108/)

2. *Prevalence of Overweight, Obesity, and Extreme Obesity Among Adults: United States, Trends 1960–1962 Through 2007–2008*, Division of Health and Nutrition Surveys, 2010 (www.cdc.gov/nchs/data/hestat/obesity_adult_07_08/obesity_adult_07_08.pdf)

3. *www.who.it* World Health Organization, 2014 (www.who.int/features/factfiles/diabetes/facts/en/index1.html)

4. *International table of glycemic index and glycemic load values: 200*, Foster-Powell, Holt, and Brand-Miller, Am J Clin Nutr January 2002 vol. 76 no. 1 5-56 (http://ajcn.nutrition.org/content/76/1/5.full)

5. *Scientists unlock the genetic secrets of bread wheat*, Washington Post, 2014 (http://www.washingtonpost.com/national/health-science/scientists-unlock-the-genetic-secrets-of-bread-wheat/2014/07/17/8ee5768a-0dc9-11e4-8341-b8072b1e7348_story.html)

6. *Identification of differentially expressed proteins between hybrid and parents in wheat (Triticum aestivum L.) seedling leaves*, Song X, Ni Z. Yao Y et al, Theor Appl Genet 2009 Jan;118(2):213-25. (www.ncbi.nlm.nih.gov/pubmed/18815767)

7. *Malignancy and mortality in a population-based cohort of*

patients with coeliac disease or "gluten sensitivity Anderson, McMillan et al, World J Gastroenterol. 2007 Jan 7;13(1):146-51. (http://www.ncbi.nlm.nih.gov/pubmed/17206762)

8. *Increasing prevalence of celiac disease over time,* Lohi S, Mustalahti K, Kaukinen K et al. Aliment Pharmacol Ther 2007;26:1217-25

9. *Non-celiac wheat sensitivity diagnosed by double-blind placebo-controlled challenge: exploring a new clinical entity,* Carroccio, Manseuto et al, Am J Gastroenterol. 2012 Dec;107(12):1898-90, (http://www.ncbi.nlm.nih.gov/pubmed/22825366)

10. *Gliadin, zonulin and gut permeability: Effects on celiac and non-celiac intestinal mucosa and intestinal cell lines,* Drago, El Asmar et al, Scand J Gastroenterol. 2006 Apr;41(4):408-19. (http://www.ncbi.nlm.nih.gov/pubmed/16635908)

11. *Majority of Children With Type 1 Diabetes Produce and Deposit Anti-Tissue Transglutaminase Antibodies in the Small Intestine,* Maglio, Florian et al, Diabetes July 2009 vol. 58 no. 7 1578-1584 (http://diabetes.diabetesjournals.org/content/58/7/1578.long)

12. *National Diabetes Statistics Report,* National Diabetes Education Program, 2012, (http://www.cdc.gov/diabetes/pubs/statsreport14/national-diabetes-report-web.pdf)

13. *Autism Spectrum Disorder (ASD) Data and Statistics,* (http://www.cdc.gov/ncbddd/autism/data.html/)

14. *A Gluten-free Diet as an Intervention for Autism and Associated Spectrum Disorders: Preliminary Findings,* P.

Whiteley, et al., Autism 3, no. 1 (March 1999): 45–65, (http://aut.sagepub.com/content/3/1/45.abstract)

15. *The ScanBrit randomised, controlled, single-blind study of a gluten- and casein-free dietary intervention for children with autism spectrum disorders,* Whiteley P, Haracopos D, Knivsberg AM et al, Nutr Neurosci. 2010 Apr;13(2):87-100 (www.ncbi.nlm.nih.gov/pubmed/20406576)

16. *Depressed mood associated with gluten sensitivity--resolution of symptoms with a gluten-free diet,* Carr AC, N Z Med J. 2012 Nov 23;125(1366):81-2, (http://www.ncbi.nlm.nih.gov/pubmed/23254531)

17. *Gluten ataxia in perspective: epidemiology, genetic susceptibility and clinical characteristics,* Hadjivassiliou, Grünewald et al., Brain. 2003 Mar;126(Pt 3):685-91. (http://www.ncbi.nlm.nih.gov/pubmed/12566288)

18. *Randomised clinical trial: gluten may cause depression in subjects with non-coeliac gluten sensitivity - an exploratory clinical study.* Peters, Biesiekierski et al., Aliment Pharmacol Ther. 2014 May;39(10):1104-12. (http://www.ncbi.nlm.nih.gov/pubmed/24689456)

19. *Opioid peptides derived from food proteins. The exorphins.* Zioudrou C, Streaty RA, Klee WA, J Biol Chem. 1979 Apr 10;254(7):2446-9. (www.ncbi.nlm.nih.gov/pubmed/372181)

20. *High-fiber oat cereal compared with wheat cereal consumption favorably alters LDL-cholesterol subclass and particle numbers in middle-aged and older men,* Davy, Davy et al.,, Am J Clin Nutr August 2002 vol. 76 no. 2 351-358 (http://ajcn.nutrition.org/content/76/2/351.short)

21. *Atherogenic lipoprotein phenotype and diet-gene*

interactions. Krauss RM. J Nutr 2001 Feb;131(2):340S-3S. (www.ncbi.nlm.nih.gov/pubmed/11160558)

22. *A low-glycemic-load diet improves symptoms in acne vulgaris patients: a randomized controlled trial.* Smith RN, Mann NJ, Braue A et al Am J Clin Nutr 2007 Jul;86(1):107-15 (www.ncbi.nlm.nih.gov/pubmed/17616769)

23. *Insulin-Like Growth Factor-1 Induces Lipid Production in Human SEB-1 Sebocytes Via Sterol Response Element-Binding Protein-1*, Smith, Cong et al.,Journal of Investigative Dermatology (2006) 126, 1226–1232, (www.nature.com/jid/journal/v126/n6/abs/5700278a.html)

24. *Clear Skin Diet, Chapter 3: Putting Out the Flames of Can,* Alan Logan, Cumberland House Publishing

25. *The Real Reason Wheat is Toxic (it's not the gluten)* (http://www.thehealthyhomeeconomist.com/real-reason-for-toxic-wheat-its-not-gluten/)

26. *輸入農作物とポストハーベスト* (http://www.bran-de-beauty.com/columns/524/)

27. *Don't make these mistakes when starting Wheat Belly* (http://www.wheatbellyblog.com/2014/07/dont-make-mistakes-starting-wheat-belly/)

28. *Wheat Belly-safe flours* (http://www.wheatbellyblog.com/2012/04/wheat-belly-safe-flours/)

29. *Wheat Belly: Quick&Dirty2*
(http://www.wheatbellyblog.com/2012/12/wheat-belly-quick-dirty-2/)

30. *Dr. David Perlmutter: Grain Brain, Eating Fat Makes You Smart, and Why (Brain) Size Matters*
(https://www.youtube.com/watch?v=UjPgK7gWJeM)

31. *『ポストハーベスト　農薬汚染』（小若順一　家の光協会）*

32. *『「アメリカ小麦戦略」と日本人の食生活』（鈴木猛夫著　藤原書店）*